CONTRIBUTION

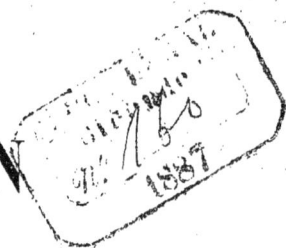

A L'ÉTUDE

DU TRAUMATISME

ET DU RHUMATISME

PAR

Le Dr Edmond RIPOTEAU

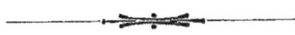

BORDEAUX

IMPRIMERIE G. GOUNOUILHOU

11, — RUE GUIRAUDE, — 11

—

1887

CONTRIBUTION

A L'ÉTUDE

DU TRAUMATISME

ET DU RHUMATISME

PAR

Le Dr Edmond RIPOTEAU

BORDEAUX

IMPRIMERIE G. GOUNOUILHOU

11, — RUE GUIRAUDE, — 11

—

1887

A LA MÉMOIRE DE MES PARENTS

A MES FRÈRE ET SŒURS

A MES MAITRES

A M. LE Dr VERGELY

PROFESSEUR DE PATHOLOGIE ET THÉRAPEUTIQUE GÉNÉRALES

A M. LE Dr LANDE

A M. LE Dr POUSSON

A MES AMIS

AVANT-PROPOS

———

Nous aurions voulu, pour notre dissertation inaugurale, présenter un sujet original pour lequel un travail assidu et consciencieux eût suppléé à notre inexpérience; mais, au milieu des exigences de notre service, ne disposant que d'un temps trop court pour un travail de cette importance, nous avons été obligé de nous en tenir à des prétentions plus modestes. Et malgré cela, cependant, le travail que nous présentons aujourd'hui offre, nous le savons, de nombreuses lacunes. Aussi faisons-nous appel à toute l'indulgence de nos juges.

C'est à M. le professeur Vergely que nous devons le sujet de cette thèse; c'est lui qui nous a aidé de ses conseils et qui nous a fourni une partie des observations qu'on y trouve relatées. Qu'il reçoive donc ici nos remerciements sincères et pour la bienveillance qu'il nous a toujours montrée et pour l'honneur qu'il nous fait en acceptant la présidence de cette thèse.

———

INTRODUCTION

L'influence du traumatisme sur l'éclosion des manifestations diathésiques a toujours été certaine pour le vulgaire, mais les hommes de science ne l'admettaient, jusqu'à ces dernières années, qu'avec une certaine réserve.

Pour eux, il y avait simple coïncidence entre le traumatisme et l'apparition d'une manifestation diathésique quelconque. Aujourd'hui, surtout depuis les travaux du professeur Verneuil, la réaction commence à se faire, et si on refuse au traumatisme le rôle de cause efficiente proprement dite, on tend cependant à l'admettre comme cause déterminante. En d'autres termes, il faudra qu'un individu soit déjà prédisposé, soit par hérédité, soit par des antécédents morbides, que la diathèse soit en un mot à l'état latent chez lui, pour qu'elle apparaisse à l'occasion d'un traumatisme quel qu'il soit.

De toutes les diathèses : syphilis, tuberculose, impaludisme, etc., il en est quelques-unes dont les manifestations épitraumatiques semblent être admises sans conteste par la grande majorité des auteurs.

C'est ainsi que chez un sujet entaché de syphilis, outre que la moindre plaie présentera une marche et une guérison beaucoup plus lentes que chez un sujet sain, elle pourra aussi devenir et deviendra la plupart du temps le point de départ d'accidents secondaires ou tertiaires, suivant l'âge de la diathèse.

De même chez un tuberculeux, non seulement la marche générale de la maladie pourra être accélérée s'il s'agit d'un traumatisme d'une certaine gravité, mais encore un simple coup, sur une articulation par exemple, pourra donner lieu aussi à une arthrite tuberculeuse.

Mais, à côté de ces diathèses à manifestations épitraumatiques évidentes, il en est d'autres, et la diathèse rhumatismale ici seule nous occupera, sur lesquelles l'influence du traumatisme ne semble pas encore démontrée et principalement pour ce qui est du rapport de cause à effet.

Ici, en effet, l'observation seule d'un grand nombre de faits peut venir jeter un certain jour sur la question.

Que si, en effet, on a pu inoculer la bacille de Koch à des animaux, puis, après avoir soumis à un traumatisme une partie quelconque de leur corps, une patte par exemple, si on a pu, dis-je, constater l'apparition d'une arthrite tuberculeuse, aurons-nous pour le rhumatisme la même ressource d'expérimentation ? Non ; d'abord parce que les animaux sur lesquels on pourrait expérimenter sont, sinon réfractaires, du moins peu sujets à contracter le rhumatisme, et ensuite parce que la nature infectieuse ou pour mieux dire microbienne du rhumatisme, à part Pteufer et Hueter, n'est admise que par bien peu d'auteurs. C'est ce qu'ont démontré, d'ailleurs, des expériences faites dans ce sens-là.

D'un autre côté, enfin, la diathèse rhumatismale, dans ses diverses manifestations, ne se montre pas avec des caractères si tranchés qu'on puisse d'emblée porter le diagnostic rhumatisme. Ce n'est donc, comme je le disais plus haut, qu'en alignant un grand nombre d'observations, en les comparant et les étudiant, en un mot en n'acceptant comme manifestation rhumatismale que ce qui aura bien été reconnu être tel, qu'on pourra voir si réellement on doit rattacher au rhumatisme différents états morbides survenus après un traumatisme. Ceci nous amène à dire ce qu'on entend par rhumatisme.

Actuellement on désigne sous le nom de *rhumatisme* un état pathologique caractérisé par des troubles inflammatoires multiples, aigus ou chroniques de l'appareil locomoteur et en général des tissus de substance conjonctive. Les points les plus violemment atteints sont les articulations, les membranes fibreuses et séreuses (endocarde et péricarde, plèvres, méninges), le tissu lamineux qui réunit les fibres musculaires et probablement le névrilème, et enfin les viscères.

Bien qu'il soit utile pour l'étude de la question de savoir les différentes formes sous lesquelles le rhumatisme peut se manifester, formes franches ou larvées, articulaire, musculaire ou cérébrale, cutanée ou viscérale, je n'en dirai rien ici, me proposant de les signaler, brièvement du reste, dans un autre chapitre de ce travail.

Si les auteurs sont loin de s'entendre toujours quand il s'agit de rattacher ou non à la diathèse rhumatismale certains états morbides, ils paraissent être du moins d'accord pour reconnaître une cause unique au développement du rhumatisme : j'ai nommé le froid.

Si nous cherchons, en effet, dans les auteurs classiques, nous voyons que Gianini pense que dans tous les cas le rhumatisme est acquis sous l'influence du froid; pour Bouillaud (*Traité du Rhumatisme*, Paris, 1840), c'est l'action du froid, du froid humide surtout, qui est la seule cause occasionnelle ou déterminante du rhumatisme. Grisolle est moins exclusif et, bien que déclarant comme prépondérante l'action du froid humide sur le corps en sueur, il reconnaît que les fatigues corporelles jouent un certain rôle. D'après Trousseau, tous

les rhumatisants attribuent leur affection au froid. Enfin
« l'étiologie du rhumatisme, dit Jaccoud, est réduite à deux
conditions, savoir : une prédisposition héréditaire ou acquise
et une cause déterminante, toujours la même, qui met en jeu
la prédisposition ; cette influence, c'est le froid. »

Ainsi donc le froid, qu'il agisse par l'intermédiaire du
système nerveux, ou qu'il empêche l'élimination par les sueurs
de certains produits excrémentitiels, serait la seule cause
déterminante. Du traumatisme il n'en est point question.

Mais est-ce à dire cependant qu'il faille attendre jusqu'au
professeur Verneuil pour trouver des auteurs qui admettent
l'influence de cette dernière cause ? Non ; ils sont peu nom-
breux, mais ils existent et nous allons les passer rapidement
en revue, en profitant ainsi pour retracer, très brièvement
d'ailleurs, l'historique de la question qui nous occupe.

C'est au commencement du siècle, en 1817, que, le premier,
Brugière écrivait : « On peut mettre au rang des causes prédis-
posantes du rhumatisme tout ce qui peut débiliter, soit
l'économie en général, comme les travaux de cabinet trop
prolongés, les veilles opiniâtres et toutes les évacuations
excessives ; soit certaines parties du corps, comme un coup,
une chute, une luxation, etc... » Suit une observation, la
première qu'on trouve relatée.

Quelques années plus tard, en 1820, Villeneuve, dans le
Dictionnaire des Sciences médicales, écrivait ces lignes : « Quelques
maladies chirurgicales, telles que des fractures ou des luxa-
tions, sont fort souvent suivies de douleurs rhumatismales
dans la partie où existait la lésion. Peu de temps après la
consolidation d'une fracture, nous avons ressenti et ressentons
encore des douleurs rhumatismales dans l'épaule du côté de
la fracture, etc... »

A partir de cette époque le silence se fait sur cette question, qui n'est nettement posée que par Verneuil dans une communication au Congrès médical de Paris, puis reprise par lui en 1876 et 1879 dans la *Revue de médecine et de chirurgie,* et en 1883 dans un article de l'*Encyclopédie internationale de chirurgie.*

D'un autre côté et presque à la même époque, Charcot écrivait, dans son *Traité des Maladies des vieillards :* « Nous possédons plusieurs observations dans lesquelles le rhumatisme s'est développé à la suite d'un traumatisme... en débutant par l'articulation la plus voisine. » Suivent alors plusieurs observations, entre autres celle d'un boucher qui, à la suite d'une simple piqûre à la main, vit survenir une attaque de rhumatisme généralisé ; plus loin, il cite le cas d'une femme de la Salpétrière, qui fut atteinte de rhumatisme noueux à la suite d'un panaris.

Enfin, parmi les auteurs qui parlent du sujet qui nous occupe, citons encore Berger (*France médicale,* 1876), Potain, Courty, Homolle, Terrier. Quant à Desprès, tombant dans un excès contraire à ses devanciers, il ne voit absolument plus que le traumatisme comme cause unique du rhumatisme ; et s'il admet le froid, c'est pour le comparer à un coup : « C'est un coup de froid », dit-il.

Tel est, au point de vue historique, l'état actuel de la question.

Avant d'entrer plus avant dans la question, nous croyons convenable d'établir ce que l'on doit entendre par traumatisme. Nous emploierons ce mot dans le sens de lésion traumatique, quelque légère qu'elle soit, depuis la plus simple contusion jusqu'à la fracture la plus compliquée, depuis l'incision la plus légère jusqu'aux plus grandes opérations chirurgicales. Ce n'est pas tout, et, nous plaçant à un point de vue plus général, nous considérerons comme une lésion traumatique ordinaire la plaie de l'utérus occasionnée par la parturition. Donc, en résumé, abrégeant la définition qu'en donne le professeur Verneuil, nous appellerons lésion traumatique une lésion caractérisée par une cause instantanée, par une solution de continuité dans les tissus vivants, tant légère soit-elle, et par une tendance naturelle à la guérison spontanée.

Et maintenant, comment vont agir ces différents traumatismes au point de vue de la diathèse qui nous occupe? Seront-ils capables, soit par une influence nerveuse particulière, soit en produisant une altération quelconque du sang, de créer de toutes pièces, chez un individu jusqu'alors sain, le rhumatisme, ou leur action se bornera-t-elle à réveiller la diathèse préexistante?

Nous croyons que dans la plupart des cas il sera, sinon facile, tout au moins possible de retrouver dans les antécédents, soit personnels, soit héréditaires des malades, des traces de la diathèse. Pour certains, la chose sera des plus évidentes; ils auront eu déjà, à une époque plus ou moins antérieure à la lésion qui les amène à l'hôpital, des attaques de rhumatisme, ou bien seront issus de parents rhumatisants. Donc, ici, l'idée de réveil de la diathèse s'imposera pour ainsi dire. Chez d'autres, au contraire, nul antécédent morbide personnel, nul antécédent morbide héréditaire, tout au moins assez manifeste pour avoir seulement attiré l'attention du malade. C'est ici le cas d'avoir bien présent à l'esprit les différentes formes larvées que peut revêtir le rhumatisme et de ne point chercher seulement des manifestations douloureuses, articulaires ou autres. Alors on trouvera que le malade est sujet à des troubles gastriques, à des affections cutanées diverses, telles qu'érythème, herpès, etc., et l'on pourra même constater chez lui la présence de craquements articulaires si légers qu'ils étaient passés inaperçus lors d'un examen moins attentif. Ici donc encore, simple réveil. C'est à ce propos que nous pouvons citer ces quelques lignes de Besnier qui, après avoir rapporté des cas où le traumatisme fait naître le rhumatisme en apparence pour la première fois, écrit : « C'est vraisemblablement à cette catégorie de faits que doivent être rapportées les observations de rhumatismes articulaires provoqués par un traumatisme, l'état arthritique ne s'étant manifesté antérieurement que par des expressions trop peu connues ou trop peu manifestes pour avoir été seulement remarquées. » (BESNIER, *Dict. encyclopédique.*)

Mais est-ce à dire qu'il n'existe pas des cas où, malgré l'examen le mieux dirigé, malgré l'examen le plus attentivement fait, on ne puisse cependant relever aucune manifestation, aucune trace de la diathèse rhumatismale? Évidemment si, et on en trouve des exemples dans les observations qui suivent. Mais alors, si l'on n'a pu retrouver des traces de la diathèse rhumatismale, c'est un autre état pathologique constitutionnel qu'il faut rechercher, état qui établit entre toutes les maladies constitutionnelles des liens dont il est difficile de démontrer la nature, mais qui ont été signalés par les grands praticiens dans toutes les époques, état enfin dont l'affinité avec le rhumatisme est des plus grandes et qui crée chez l'individu qui en est atteint une prédisposition toute particulière à cette diathèse, la scrofule, en un mot. « Parmi les états constitutionnels, dit encore Besnier, le complexus certainement trop vaste qu'on réunit sous le nom de *scrofule* est un de ceux qui ont le plus souvent d'affinité avec le rhumatisme, soit à titre de prédisposition générale et vague, soit à titre de prédisposition locale et spécifique... Nombre de jeunes scrofuleux deviennent rhumatisants à l'âge adulte, et les érythèmes noueux des scrofuleux précèdent souvent ou accompagnent la première attaque de rhumatisme articulaire. » Rien d'étonnant donc encore ici que le traumatisme ait fait naître, si le sujet atteint était scrofuleux, une diathèse à laquelle il était prédisposé.

Enfin, dans une quatrième catégorie pour ainsi dire, nous trouvons des individus vierges de diathèse, et chez lesquels cependant le traumatisme déterminera une attaque de rhumatisme. C'est ici le cas de répéter avec Hunter : « Il arrive fréquemment que les lésions traumatiques jettent les fondements de certaines maladies, non qu'elles les produisent immédiatement, mais en excitant quelque susceptibilité de constitution ou de la partie à se transformer en une disposition pour une maladie qui peut rester latente pendant un temps considérable et passer ensuite à l'état d'action. » Il peut arriver également que des individus soient exempts de toute diathèse, mais qu'ils se soient trouvés à une époque antérieure dans des conditions physiques spéciales de froid ou d'humidité par exemple, conditions qui ont pu jeter les premiers fondements de la diathèse rhumatismale. Dans ces cas le traumatisme, par le retentissement qu'il peut avoir sur l'organisme, peut être suivi d'accidents rhumatismaux ; mais il ne fait qu'avancer l'époque d'apparition de la maladie sans la créer de toutes pièces pour ainsi dire. Tel est ce qui a eu lieu, croyons-nous, chez les malades qui font le sujet des observations XIV et XVII, malades chez lesquels on ne retrouve aucun antécédent morbide, c'est vrai, mais qui, vu leur profession — l'un est marin, l'autre cocher — se sont trouvés souvent exposés aux intempéries de la saison et par suite étaient dans un état de prédisposition spéciale.

Parmi les différentes manières d'être du rhumatisme, que le sujet soit ou non en possession de la diathèse, en est-il qui se manifestent plus spécialement après le traumatisme ? Non, toutes peuvent apparaître au même titre. Chez l'un, le rhumatisme affectera la forme musculaire, et souvent il sera méconnu en raison de son intensité relativement minime, et les malades seront tout disposés à ne chercher comme cause de leur souffrance que le traumatisme lui-même proprement dit. Combien de fois n'entend-on pas des malades accuser le plus léger effort ou une contusion insignifiante d'avoir déterminé chez eux des douleurs dont ils souffrent pendant un certain temps, douleurs qui ne peuvent être causées cependant par des lésions anatomiques, vu le peu d'intensité du traumatisme? C'est qu'alors le trauma a porté sur un rhumatisant et qu'au lieu de fibres musculaires rompues, par exemple, il faut parler de diathèse réveillée. « Il ne suffit pas qu'un malade rapporte à un mouvement ou à un effort, voire même à un traumatisme, les douleurs et les phénomènes fonctionnels du lumbago musculaire, par exemple, pour éliminer la notion de rhumatisme, car dans un grand nombre de cas le mouvement, l'effort, le traumatisme n'ont déterminé les myodynies ou les myopathies que sous l'action de la prédisposition rhumatismale, ou d'un état anormal du muscle dépendant de l'état arthritique. »

Chez un autre individu, ce sera la forme articulaire du rhumatisme qui apparaîtra et un nombre plus ou moins grand d'articulations seront prises. Un troisième ne pourra présenter que des manifestations du côté de la peau, érythème, purpura à forme exanthématique, etc. Enfin, il n'est pas jusqu'aux méninges qui ne puissent être atteintes. En un mot, depuis l'arthrite le plus simple jusqu'à la forme cérébrale la plus rapide qui pourra enlever le malade en quelques heures, comme le cite Courty dans une de ses observations, on doit s'attendre à tout.

L'époque d'apparition des accidents est non moins variable que leur manière d'être, et l'on ne peut formuler aucune loi à cet égard. Ils pourront se montrer dès le début, comme aussi n'apparaître qu'un temps plus ou moins long après le traumatisme. Exception peut être faite cependant, croyons-nous, quand c'est une articulation qui a souffert, car dans ce cas l'arthrite qui suit le trauma peut être considérée comme la première manifestation rhumatismale, à condition qu'elle n'ait pas suppuré. C'est ainsi que chez les malades qui font le sujet des observations IV, VI, XVI et XVII nous voyons survenir après une contusion du genou d'abord des phéno-mènes d'arthrite, et ce n'est que plus tard seulement que le rhumatisme se met de la partie.

Souvent d'ailleurs le réveil de la diathèse, au lieu de se manifester par une attaque plus ou moins généralisée, se bornera à influencer fâcheusement le point lésé, et c'est dans cette catégorie que doivent être rangées ces contusions ou ces entorses légères qui, présentant des phénomènes insolites, s'accompagnent d'une réaction considérable avec fièvre, chaleur, soif, etc.; réaction suivie d'arthrite sèche de synovite ou d'hydarthrose.

Du reste, le début de la maladie sera d'autant plus facile à constater que la lésion traumatique sera plus légère. Il est évident, en effet, que chez un homme atteint d'une plaie d'une certaine gravité, si on voit survenir une élévation subite de température avec symptômes d'embarras gastrique et quelques douleurs vagues dans les membres, alors même qu'on le saurait rhumatisant, avant de songer au réveil possible de la diathèse, on craindra plutôt quelque compli-cation du côté de la plaie. Si au contraire la blessure est insignifiante, l'attention du médecin se reportera de suite ailleurs et il pourra assister avec connaissance de cause à l'éclosion de la maladie.

Quant au trajet que suivra l'affection, il est admis par

Verneuil que si le traumatisme porte sur une articulation, c'est par elle que le rhumatisme débutera; si c'est sur un membre, ce sera l'articulation la plus voisine du point lésé qui sera atteinte la première; si enfin c'est le tronc qui a souffert, ce sera encore l'articulation la plus proche qui sera le siège des premières manifestations.

Il ne faudrait pas prendre cependant ces propositions au pied de la lettre, car dans bon nombre de cas la diathèse apparaîtra dans des points situés loin de l'endroit lésé. Je n'en citerai, pour exemples, que ces opérés de la pierre de Courty chez lesquels les articulations des poignets sont prises les premières, ou bien encore chez qui on voit apparaître le rhumatisme cérébral dans toute son intensité. Enfin notre malade qui fait le sujet de l'observation XV, n'a-t-il pas fait exception à ces propositions, puisque chez lui, à la suite d'une fistule anale et d'un phlegmon de la jambe, on voit le rhumatisme débuter par le coude.

Quoi qu'il en soit, l'attaque rhumatismale suivra ici la même marche que quand elle apparaît spontanément. Tout d'abord, élévation de température et quelquefois légers frissons; symptômes plus ou moins accentués d'embarras gastrique, anorexie, soif, constipation, puis douleur et gonflement des articulations; enfin, symptôme capital, mobilité des arthropathies. Les autres genres de rhumatismes, musculaire, cérébral,... suivront aussi leur marche ordinaire.

Quant à la durée des phénomènes, elle est également très variable. Tantôt le rhumatisme ne fera qu'apparaître un ou deux jours à peine, tantôt ce sera la forme chronique qui d'emblée se manifestera comme dans le cas de l'observation de M. Vergely (salle 14; obs. XVII). On peut dire en un mot qu'il n'existe aucune relation entre la durée de la lésion traumatique et celle de l'attaque de rhumatisme qui peut

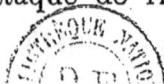

suivre, pas plus qu'il n'en existe entre la violence du traumatisme lui-même et celles des manifestations rhumatismales.

Enfin, il est un autre point à considérer, c'est l'influence que peut exercer l'apparition des accidents rhumatismaux sur la lésion traumatique. Gosselin a été frappé de cette influence et il signale la nécessité de se défier de tout accident traumatique chez les rhumatisants et chez les goutteux. Si l'on admet en effet que les diathèses, en s'éveillant ou en se réveillant, font généralement choix pour leurs manifestations des points de moindre résistance, on comprend l'action en retour de la maladie réveillée par un trauma sur le foyer traumatique lui-même. Cette influence est surtout manifeste quand un traumatisme a porté sur une articulation et c'est sur le compte du rhumatisme qu'il faut mettre ces arthrites sèches, ces synovites, ces hydarthroses que l'on voit apparaître, toutes manifestations accompagnées de symptômes généraux. A part ces cas, nous croyons que l'influence de la diathèse ne se fera sentir sur la plaie que si l'attaque de rhumatisme a été assez violente pour diminuer considérablement les forces du malade pour l'amener à un état de cachexie. Pendant cette période, qui pourra d'ailleurs arriver vite, car il n'est peut-être pas de maladie qui anémie plus rapidement que le rhumatisme, les plaies seront troublées dans leurs phénomènes réparateurs, mais plutôt par le fait de l'atteinte radicale qu'ont subie les forces de l'organisme que par celui de la spécificité de la diathèse.

Donc, en résumé, on peut poser les propositions suivantes :

Tous les accidents rhumatismaux peuvent apparaître après un traumatisme.

L'époque d'apparition de ces accidents n'est sujette à aucune fixité.

Ils sont la plupart du temps aigus, mais peuvent aussi revêtir la forme chronique.

Ils débutent en général par l'articulation la plus voisine du point lésé.

Une fois apparus, ils suivent la même marche que s'ils s'étaient manifestés spontanément.

Enfin, si la lésion traumatique est d'une certaine gravité, elle peut être influencée par le réveil de la diathèse.

Diagnostic.

Mais il existe certaines conditions qui accompagnent ou suivent le traumatisme, telles que siège de lésion, violence du traumatisme, état cachectique du sujet qui peuvent donner lieu à certaines manifestations à allures rhumatismales.

En premier lieu nous citerons ces névralgies épitraumatiques dont parle Verneuil, non pas de celles qui se manifestent près de l'endroit lésé, mais de celles qui apparaissent dans un endroit quelconque de l'économie. Ces douleurs, dues à un retentissement purement névropathique, s'accompagnent excessivement rarement de phénomènes généraux; l'apyrexie est au contraire habituelle, et ils reviennent par accès, surtout la nuit, avec cessation matinale. Enfin le salicylate de soude n'a aucune prise sur eux, tandis qu'ils disparaissent après l'administration de sulfate de quinine.

Il n'est pas jusqu'à certains symptômes de l'infection purulente qui n'aient été confondus avec le rhumatisme, et, pour Verneuil, il ne faudrait voir que de simples attaques de rhumatisme dans certaines observations relatées d'infection purulente s'étant terminée par guérison. C'est qu'en effet, parmi les symptômes de la pyohémie, il existe des manifestations douloureuses à distance qui pourraient peut-être en imposer pour du rhumatisme. Au début, en effet, si la douleur dans la plaie n'existe pas souvent, elle ne tarde pas à se produire dans diverses parties du corps : souvent c'est à l'épaule, au niveau de l'articulation scapulo-humérale, que l'on observe la première manifestation douloureuse; d'autres fois c'est dans l'articulation du genou ou du coude; en même temps la fièvre apparaît et tous les symptômes généraux s'aggravent. Si donc on admet que la pyohémie peut se produire à la suite d'une plaie même minime, que le frisson du début peut ne pas avoir toujours son intensité habituelle et pour ainsi dire caractéristique, que ce frisson peut exister également, quoique rarement, au début d'une attaque de rhumatisme; et si, d'un autre côté, on se trouve en présence d'un ancien rhumatisant, on conçoit qu'il y ait confusion possible. Mais en tous les cas cette hésitation ne devra durer que peu, et l'aspect particulier que prendra la plaie, les modifications de la suppuration et surtout la formation rapide d'abcès dans les endroits douloureux viendraient lever tous les doutes.

Il est encore une conséquence du traumatisme qui, au plus haut degré, simule une attaque rhumatismale, c'est ce que l'on a désigné sous le nom d'arthropathie réflexe, d'arthropathie pseudo–rhumatismale. Ces arthropathies n'ont rien de commun avec le rhumatisme; elles sont dues à un trouble de la nutrition. On sait en effet que des lésions de l'axe cérébro-spinal ou des nerfs périphériques retentissent fréquemment sur diverses parties du corps et y déterminent par la voie des vaso–moteurs des troubles de nutrition. Peu importe d'ailleurs l'intensité de ces lésions; il suffit qu'elles soient capables de déterminer l'exaltation du système nerveux, une irritation, une inflammation; la simple contusion suffira donc. Ces troubles nutritifs, qu'ils soient dus à une dilatation des vasomoteurs ou au contraire à leur resserrement, pourront porter sur tous les tissus, os, peau, tissu cellulaire, articulations et déterminer ces arthropathies dont nous parlions tout à l'heure. En même temps, la fièvre apparaîtra avec tout son cortège. Quand donc ces troubles se seront produits du côté des articulations, la confusion avec le rhumatisme sera possible.

Mais ici ce sont toujours les grandes articulations qui sont prises de préférence; de plus, il n'y a pas que les synoviales d'envahies, mais encore les extrémités osseuses et les bourses séreuses périarticulaires; enfin ces arthrites amènent souvent l'ankylose, et non moins souvent encore la suppuration. Or Bouillaud, Corvisart, Cossy admettent bien que le rhumatisme peut suppurer quelquefois; mais ces cas sont tellement rares qu'on peut avec Grisolle se demander si toutes les fois qu'on a observé la suppuration, on se trouvait bien en présence du rhumatisme vrai. Du reste, sans attendre l'ankylose ou la suppuration, il est un caractère, dans ces arthropathies réflexes, qui pourra dès le début éclairer le diagnostic : c'est la fixité même de l'affection. Si dans le rhumatisme ordinaire la fluxion se porte *successivement* sur diverses articulations, ici, au contraire, elle envahit *d'emblée* une ou plusieurs articulations et y reste limitée. C'est ainsi que Delioux n'hésite point à faire de ce signe un élément pour ainsi dire certain au point de vue du diagnostic. Il cite, à l'appui, l'exemple d'un soldat qui, après une chute sur la tête, fut pris, quinze jours après, d'accidents arthritiques dans l'épaule, le poignet, la hanche mais sans mobilité de fluxion, et tout cela accompagné de symptômes généraux rappelant au plus haut degré la marche du rhumatisme. Aussi cet auteur écrit-il : « Rien n'y manque, fièvre, fluxion, douleur des articulations, souffle cardiaque, moiteur de la peau, rien n'y manque, dis-je, hors une chose, savoir : la mobilité de la fluxion articulaire. »

Enfin, je citerai encore un cas où le diagnostic peut offrir de la difficulté. Je veux parler de ces cas, rares d'ailleurs, où l'accouchement détermine des attaques de rhumatisme musculaire des parois abdominales. Les douleurs qui sont la plupart du temps très vives, s'accompagnent par suite de symptômes généraux simulant tout à fait une péritonite. Ce ne sera que sur l'élimination successive de toutes les causes morbides dont on aura constaté positivement la non-coexistence, telles que l'absence de vomissement et en première ligne la non-fétidité des lochies, qu'on pourra établir son diagnostic, qui sera quelquefois d'ailleurs très vite confirmé par l'apparition de manifestations articulaires.

De ce qui précède, il résulte que tout en ayant bien présent à la mémoire que le rhumatisme peut apparaître sous toutes ses formes après un traumatisme quel qu'il soit, on ne devra admettre cependant comme étant d'origine rhumatismale que les manifestations, articulaires ou autres, qui, dans leur évolution et la réaction générale de l'organisme, présenteront les caractères du rhumatisme proprement dit.

Observation I (résumée).

Contusion du genou ayant déterminé une attaque de rhumatisme généralisé.
(Demoulin et Dutil, *Gazette médicale de Paris*.)

La nommée D... (Augustine), vingt-deux ans, entre le 16 janvier 1884 à l'hôpital de la Charité. Père rhumatisant, mort hydropique; mère morte de fièvre typhoïde; frères et sœurs vivants. Bonne santé jusqu'à vingt ans; à cette époque, attaque de rhumatisme pendant un mois; depuis palpitations. Quelque temps plus tard, chute dans un escalier, contusion de poitrine, hémoptysie; entre à l'hôpital, sort guérie en août 1883.

Le 15 janvier, chute sur le genou droit, douleur vive immédiate qui s'accentue malgré le repos. L'articulation gonfle, devient rouge, et le soir fièvre et délire. Le lendemain, le genou est très tuméfié, coloration à peu près normale des téguments, mais la synoviale est distendue et présente un épaississement considérable. Pression et mouvements douloureux. Température 40°2. Rien du côté des autres articulations.

Souffle doux à la pointe du cœur et au premier temps.

Dans la suite, toutes les articulations du membre inférieur sont prises. Le lendemain, gonflement du genou et du cou-de-pied; les mouvements de l'épaule gauche sont pénibles. Dans les deux jours suivants, le rhumatisme envahit successivement les épaules, les coudes et les poignets.

Alternatives de recrudescence et de sédation jusqu'en février. Sauf les deux premiers jours, la température s'est maintenue aux environs de la normale.

Cependant dans les derniers jours de maladie, alors qu'il ne restait plus que des douleurs légères dans les articulations, la malade est prise d'un violent accès de fièvre. T. 40°. A trois reprises différentes, accès de fièvre tous les cinq jours. (Sulfate de quinine.) Guérison le 7 mars.

OBSERVATION II (résumée).

Avulsion de dent suivie de rhumatisme musculaire et articulaire. (Paul BERGER, *France médicale*, 1876.)

La nommée D..., dix-sept ans, entre à l'hôpital Necker le 30 mars 1876. Malade depuis cinq jours. Torticolis douloureux survenu après avulsion de dent et dépendant en grande partie d'engorgement ganglionnaire, suite de carie et de périostite alvéolo-dentaire. Après avulsion de dent, névralgie cervico-occipitale très intense et torticolis.

Le 4 avril, douleurs articulaires; plusieurs articulations sont prises, principalement le poignet gauche; épanchement. Les articulations prises appartiennent au même côté que la dent arrachée; fièvre très légère; même état jusqu'au 12 avril; ce jour-là, attaque de rhumatisme musculaire intercostal. Sort guérie le 22 avril.

C'était la première attaque de rhumatisme; parents sains.

OBSERVATION III (résumée).

Application de pointes de feu sur articulation, ayant déterminé éruption herpétique et rhumatisme articulaire. (P. BERGER.)

La nommée X..., vingt-neuf ans, entre à l'hôpital le 23 mai 1876, manifestement rhumatisante; a eu, en 1875, une attaque de rhumatisme généralisé, et a conservé depuis des douleurs dans le pied gauche. Épaississement fibreux très notable autour de l'articulation tibio-tarsienne. Les petites articulations du pied sont également prises; les gaines tendineuses présentent de l'empâtement. Mouvements limités et douloureux.

Application d'un appareil plâtré et de pointes de feu.

Le lendemain, fièvre, frissons, courbature et attaque de rhumatisme articulaire généralisé. Les douleurs ne durent que quelques jours, puis apparition d'eczéma sur le pied et qui se généralise. Cessation rapide par traitement approprié.

OBSERVATION IV.

Chute sur le genou, ayant produit une arthrite déformante suivie d'attaque de rhumatisme. (ISNARD, *Thèse Paris*, 1886.)

Le nommé M..., seize ans, entre à l'hôpital pour une chute sur le genou faite du haut d'un camion.

Articulation droite gonflée, douloureuse, fléchie presque à angle droit. Redressement sous chloroforme; application d'un appareil inamovible. T. 39°4.

Le 27, nouvelle élévation de température, 39°. Puis les douleurs cessent, le gonflement diminue. De nouveau sueurs, frissons, douleurs dans l'épaule droite.

Le 29, T. 39°6. Les douleurs deviennent plus violentes, gagnent le membre supérieur gauche. Appareil fébrile complet.

Cessation des phénomènes plusieurs jours après.

OBSERVATION V.

Amputation du sein. — Fièvre herpétique et rhumatisme consécutifs. (ISNARD.)

D... (Léontine), quarante-deux ans, entre à l'hôpital le 30 novembre 1885, pour une tumeur du sein. Opération le 5 décembre.

Le 1er janvier, T. 38°2.

Le 7, matin, 37°2; soir, 38°4. Constipation.

Le 9, éruption pustuleuse sur les lombes et les fesses; fièvre herpétique.

Le 10, T. 37°2; le soir, nouvelle élévation de température, 39°. Douleurs dans les épaules. (Trois grammes de salicylate de soude.)

Le 12, les douleurs ont disparu.

Observation VI.

Chute sur le genou. — Attaque de rhumatisme. (Isnard.)

R... (André), trente-quatre ans, entre à l'hôpital de la Pitié, le 10 novembre, pour chute sur le genou. Immobilisation.

Du 13 au 21 novembre, apyrexie.

Le 21 au soir, T. 39°; articulation indolente; état général satisfaisant.

Le 22, douleurs dans l'épaule et le poignet correspondant.

Le 24, douleur dans le genou du côté opposé, dans la nuque et l'articulation tibio-tarsienne. (Salicylate de soude.) Aucun antécédent rhumatismal.

Le 27, plus de douleur.

Observation VII.

Amputation du sein, suivie de péricardite rhumatismale.
(Ferrand, *Thèse Paris*, 1880.)

Dame opérée du sein gauche; le 21, opération.

Le 26, matin, T. 38°6; soir, 38°8. Gêne dans la respiration.

A l'auscultation du cœur on perçoit un frottement péricardique double à la base.

Le 29, fièvre plus vive; la malade se plaint de douleurs dans les articulations de l'épaule droite et des poignets.

Observation VIII.

Contusion de la rotule. — Péricardite rhumatismale. (Ferrand.)

Jeune homme reçoit un coup sur la rotule. Douleurs trois jours après. Genou droit tuméfié.

Le 2 février, douleur dans le genou gauche; pas d'uréthrite; pas d'antécédents rhumatismaux. Pas de fièvre.

Le 5 février, tuméfaction et sensibilité du poignet droit avec œdème; le rhumatisme se généralise; le soir, il y a fièvre, dyspnée et à l'auscultation du cœur on entend à la base, entre-temps, bruit du péricarde.

Le 6, le poignet gauche se prend.

Le 8, les symptômes se sont amendés.

OBSERVATION IX (résumée).

Opération de la pierre. — Rhumatisme articulaire. (COURTY, *Gazette hebd.*
de médecine et de chirurgie, 1876.)

Malade opéré de la pierre par le procédé dit *taille médio-bilatéralisée.*
Aucun accident ni pendant ni après l'opération. Mais à la fin de la seconde
semaine le malade fut pris de douleurs dans les articulations coxo-fémorales,
sacro-iliaques, lombaires, dans les membres, enfin d'une longue attaque de
rhumatisme qui dura trois mois assez forte et ne fut pas dissipée avant six mois.
La cicatrisation de la plaie fut normale.

OBSERVATION X (résumée).

Opération de la pierre. — Vertige d'origine rhumatismale. (COURTY, *loc. cit.*)

Jeune homme de vingt-cinq ans opéré d'un calcul de volume médiocre
par la lithotritie en une séance. Opération bien supportée. Vers le dixième
jour, attaques de céphalalgie et de vertige rhumatismal. Aucune attaque de
rhumatisme avant l'opération; depuis a présenté quatre attaques nouvelles.

OBSERVATION XI (résumée).

Lithotritie. — Rhumatisme articulaire généralisé. (COURTY, *loc. cit.*)

Malade de cinquante ans, précédemment rhumatisant, mais ne souffrant
plus depuis longtemps de son rhumatisme, fut repris de ses douleurs après
une séance de lithotritie. Ce fut d'abord une courbature générale, bientôt
suivie de douleurs articulaires qui atteignirent successivement la plupart des
grandes articulations des membres et même quelques autres plus petites
aux mains, aux tarses.
Cessation complète au bout de trois mois de traitement.

OBSERVATION XII (résumée).

Lithotritie. — Rhumatisme articulaire et viscéral. (COURTY, *loc. cit.*)

Malade de quarante-six ans, lithotritié en sept séances sans accidents, fut
pris d'une attaque de rhumatisme dès la quatrième séance. Le rhumatisme

passa des ligaments articulaires aux muscles, puis devint viscéral, atteignit l'estomac, les intestins, puis se dissipa au bout de cinq semaines après traitement approprié.

OBSERVATION XIII (résumée).

Lithotritie. — Rhumatisme cérébral. Mort. (COURTY, *loc. cit.*)

Malade de quarante-cinq ans, précédemment très rhumatisant, subit deux séances de lithotritie très bien supportées. A la suite d'imprudences, le malade est pris subitement dans la nuit d'accès de dyspnée effroyables, le pouls devenant en même temps d'une fréquence alarmante. Malgré les soins qui lui sont prodigués, le malade est enlevé trente-six heures après le début de la maladie.

OBSERVATION XIV (résumée).

Fracture de la jambe. — Érythème. — Rhumatisme articulaire.
(TURQUET DE BEAUREGARD.)

P... (Armand), apprenti marin, vingt et un ans, atteint le 23 avril 1877 de fracture comminutive des deux os de la jambe droite à la réunion du tiers supérieur avec les deux tiers inférieurs du tibia. Saillie du fragment supérieur à travers une plaie transversale assez nette. Réduction de la fracture, pansement par occlusion de la plaie et immobilisation du membre.

Tout marche bien et on peut s'assurer que le 23 mai la consolidation de la fracture est presque complète.

Le 31 mai, P... accuse des douleurs dans les deux poignets; la température est de 38°2. Le 3 juin les articulations des coudes et de l'épaule droite sont prises. Plaques érythémateuses sur les faces dorsales des deux poignets, vésicules d'herpès surtout sur les bords des plaques érythémateuses.

Le 5 juin, nouvelle poussée érythémateuse sur les joues, les lèvres, le menton et le devant des épaules; température 38°6. Le rhumatisme continue sa marche régulière jusqu'au 10 juin, puis les douleurs disparaissent peu à peu et les plaques érythémateuses se desquamment.

Cette attaque de rhumatisme est la première qu'ait ressentie P..., dont les parents n'ont jamais éprouvé de douleurs rhumatismales.

Observation XV (inédite).

Opération d'une fistule anale. — Phlegmon de la jambe. — Rhumatisme articulaire
généralisé.

J... (Eugène), matelot voilier, vingt-huit ans, né à Saint-Malo, entre à
l'hôpital le 11 janvier 1887 pour une fistule anale.

Aucun antécédent morbide tant héréditaire que personnel. Le malade
jouit d'un état général excellent et est d'une constitution robuste. Interrogé
sur le début de sa maladie, il nous dit qu'il y a environ un mois et demi il a
senti une petite induration à la région anale, puis il y a vingt jours il
s'aperçut de l'ouverture spontanée d'un petit abcès, suite de cette
induration.

Il est procédé à l'examen du malade et l'on constate l'existence d'un petit
orifice situé en avant et à droite de l'anus, à deux centimètres environ de la
ligne médiane du périnée et en avant de la ligne biischiatique. Quelques
gouttes d'un liquide clair suintent par cet orifice. La peau autour de la plaie
ne présente pas de changement de coloration, mais elle est plissée tout
autour. La palpation révèle une induration manifeste de la région.

La sonde cannelée introduite dans la petite plaie montre que l'on a affaire
à une fistule complète de trois centimètres de longueur environ.

Le 14, après avoir vidé le rectum par un lavement, le malade est chloro-
formé. La sonde cannelée est introduite dans la fistule et on fait ressortir sa
pointe par l'anus. Le débridement est alors pratiqué sur la sonde cannelée,
à petits coups à l'aide du thermo-cautère. Pas d'hémorrhagie. (Bains de siège
coaltaré. Pansement au coton.)

Tout marche régulièrement; pas de fièvre jusqu'au 17 au soir. La température est de 38°.

Le 18, température 40°, et on note : douleur vive, constrictive depuis
hier soir, siégeant à la jambe droite. On constate du gonflement depuis la
malléole interne jusqu'au bord inférieur du jumeau interne. Légère
coloration rouge de la peau; à la main, la température paraît plus élevée.
La peau est mobile. La partie est très douloureuse à la pression.

Anorexie; la langue est sèche et un peu râpeuse. Céphalalgie ayant commencé la veille avec la fièvre. (On prescrit deux verres d'eau de sedlitz et
une potion avec 4 grammes de bromure de potassium.)

Le soir, la température est de 40°. Légère ponction sur la partie tuméfiée
faite au bistouri et qui donne issue à une petite quantité de sang noir.

Avant la ponction, on remarquait dans les muscles des mollets des contrac-
tions fibrillaires fréquentes.

Le 19, la température est de 38°5. La douleur à la jambe a diminué et a
permis au malade de dormir quelques heures cette nuit. Céphalalgie persiste.
La plaie de l'anus va bien. (Bouillon. Limonade citrique. Sulfate de quinine,
75 centigrammes. Même potion que précédemment.)

Le soir, T. 39°5. (Potion avec sirop de morphine et sirop de belladone,
20 grammes de chaque.)

Le 20, T. 37°2. Incision longitudinale de un centimètre et demi environ à
la place de la ponction précédemment faite. Issue d'un sang noir en jet au
début, puis en nappe. La sonde cannelée déchire l'aponévrose. Le pied est
placé dans l'extension. (Pansement boriqué.)

Le soir, T. 38°8.

Le 21, matin, T. 37°7; soir, 39°3. (Sulfate de quinine, 0,75.)

Le 22, T. 38°6. Le malade se plaint de ressentir des douleurs très vives au
niveau du coude gauche, à la face postérieure de l'avant-bras, au poignet, aux
articulations des doigts, surtout du petit doigt. Ces douleurs ont commencé
peu à peu et sont devenues atroces. L'avant-bras est dans la demi-flexion ;
pas de rougeur, pas de tuméfaction au niveau des différentes articulations,
mais douleur très vive à la pression. Langue bonne ; pas de constipation.

La plaie de la jambe suppure légèrement ; celle de l'anus marche vers
la guérison.

Même régime. Potion tonique. (Salicylate de soude, 6 grammes.)

Le soir, T. 39°6.

Le 23, T. 38°6. Langue rôtie très sèche, couverte à sa partie médiane
d'un enduit brunâtre, fendillé ; constipation, céphalalgie intense. Douleurs
un peu moins vives au niveau des articulations malades. La plaie de la
jambe continue à suppurer, mais le pus est de bonne nature. (On prescrit
un verre d'eau de sedlitz.)

Le soir, T. 39°5. (Potion avec sirops de morphine et de belladone.)

Le 24, T. 38°8. La langue est plus rosée, moins sèche ; la céphalalgie est
moins vive ; les douleurs de l'avant-bras sont moins fortes, surtout au niveau
de l'articulation du coude que le malade peut faire mouvoir. Les articulations du poignet et des doigts sont également moins douloureuses et capables
de quelques mouvements. Cinq selles par le purgatif. La plaie va bien,
bourgeonne et la suppuration a diminué. (On diminue la dose de salicylate
de soude, 4 grammes.)

Le soir, T. 38°5.

Le 25, T. 37°8. Le malade se sent beaucoup mieux ce matin ; plus de
céphalalgie ; langue toujours un peu sèche, mais appétit revenu. L'articu-

lation du coude est complètement guérie; celles du poignet et des doigts sont de moins en moins douloureuses et les mouvements sont possibles. La plaie de la jambe continue à aller bien. (Salicylate de soude, 3 grammes.)

Le 25, soir, T. 39°7. (Sulfate de quinine, 0,75.)

Le 26, matin, T. 37°4; soir, 38°5. L'amélioration continue.

Du 26 au 30, la température se maintient entre 37°5 le matin et 38°5 le soir. L'état rhumatismal s'améliore et on arrive au 1er février. T. 37°3. Plus rien dans les articulations, le phlegmon de la jambe est en voie de guérison. Le salicylate de soude est supprimé et on continue les toniques.

A partir de ce moment la température ne s'élève pas au-dessus de la normale, mais on note le 10.

10 février, la cicatrisation de la jambe s'est arrêtée, l'aspect de la plaie est fongueux : on sent par places, au toucher, des parties très dures. (Pansement : poudre de quinquina et ouate.)

Le 17, nouvelle élévation de la température, 39°4, qui coïncide avec une bronchite légère. La température se maintient dans les environs de 38° jusqu'au 20 février.

Le 20, T. 37°8. La plaie de la jambe a une forme losangique; tout le pourtour est gonflé, rouge, œdématié, l'aspect en est grisâtre et luisant. L'induration des parties environnantes est remontée jusqu'au genou, et une légère pression de ces parties détermine une douleur qui augmente à mesure qu'on se rapproche de la plaie. Les bourgeons charnus sont œdématiés et font une saillie de 3 à 4 millimètres au-dessus de la peau de la région. Cautérisation au thermo-cautère; issue de quelques gouttes de pus et d'une assez grande quantité de sérosité.

Le 22, issue par la plaie de pus liquide et sanieux; introduction d'un drain plongeant.

Le 23, les parties sont moins tendues; le malade accuse de la douleur à la région plantaire.

Le 25, la température, qui s'était maintenue normale depuis le 17 février, est ce matin de 38°9. Apparition à la région frontale sur la ligne médiane d'une plaque rouge, légèrement élevée de quatre centimètres de long sur deux centimètres de large. Pas de démangeaisons. En même temps douleurs lancinantes, mal définies dans la région plantaire.

Le soir, T. 39°2.

Le 26, T. 37°6. Pus sanieux. Issue par la plaie de débris de tissu cellulaire mortifié de la grosseur d'un pois environ.

Le 28, T. 38°. Les taches du front ont disparu; le phlegmon s'est étendu à la face dorsale du pied. L'état ne se modifie guère jusqu'au 8 mars. A cette époque, diffusion du phlegmon vers la partie supérieure de la jambe;

incisions multiples et passage de drains, et après une suppuration abondante on note le 12.

12 mars, la suppuration diminue, l'aspect général de la plaie s'est modifié avantageusement. La température, qui s'était maintenue dans les environs de 38°5, tombe le 13 mars à 37°, et à partir de ce moment la fièvre n'apparaît plus. Enfin, à partir de cette époque, la marche du phlegmon se modifie du tout au tout, la suppuration diminue peu à peu et change de nature; en un mot tout marche vers la guérison, et le 30 il ne reste plus de tout ce délabrement qu'une plaie située au tiers inférieur de la jambe et ne demandant qu'à guérir.

Enfin, le 15 avril, alors qu'on se disposait à mettre le malade *exeat,* élévation subite de température, 39°, et apparition de douleurs dans les articulations scapulo-humérales et le coude droit. Ces articulations sont légèrement tuméfiées, principalement celle du coude, et les mouvements sont extrêmement douloureux; légère rougeur de la peau. (Orge nitré à 4 grammes. Salicylate de soude, 6 grammes.)

Le 16, T. 38°5. Nuit mauvaise; le malade a beaucoup souffert. Le moindre mouvement est impossible. (Même prescription.)

Le soir, T. 39°2. Potion morphinée pour la nuit.

Le 17, matin, T. 38°. Légère douleur dans le coude et le poignet gauches. Les douleurs sont un peu moins vives dans les articulations précédemment prises. (Salicylate de soude, 4 grammes.)

Le soir, T. 38°5. (Potion calmante.)

Le 18, matin, T. 37°8. Le malade a reposé cette nuit. Même état des articulations. Le soir, T. 38°.

Jusqu'au 25 mars, l'état ne se modifie guère, sauf la température qui revient à cette époque aux environs de la normale, 37°5.

Le 27, le malade accuse à peine quelques douleurs quand il exécute des mouvements, et à la fin du mois tout symptôme douloureux a disparu.

Le 8 avril, le malade allait être proposé pour un congé de convalescence, quand il est repris de douleurs dans les deux épaules, sans fièvre toutefois. A partir de cette époque, on voit apparaitre à intervalles irréguliers des manifestations douloureuses durant en moyenne sept à huit jours et séparées par des périodes absolument calmes. En un mot, le malade est atteint d'un rhumatisme chronique, ne déterminant que rarement une élévation de température, et dans le courant du mois de mai, époque à laquelle nous recueillons cette observation, l'état est toujours le même.

Amaigrissement notable, rien au cœur, douleurs erratiques dans les différentes articulations, sauf dans celles du membre qui a été atteint de phlegmon diffus.

Commentaires. — Dans l'exemple précédent, le traumatisme seul paraît bien être la cause occasionnelle du rhumatisme puisque rien dans les antécédents de ce malade ne révèle de trace de cette diathèse. Nous le voyons apparaître deux fois à l'état aigu, puis à la fin prendre le caractère chronique puisque le malade en souffre encore à l'heure actuelle.

Mais quelle est la lésion qu'il faut regarder comme provocatrice; est-ce l'opération de la fistule, est-ce le phlegmon de la jambe? Eh bien! nous croyons volontiers que la première seule est la véritable cause et que le phlegmon de la jambe n'est lui-même qu'une conséquence de la première opération. Nous nous trouvons ici, croyons-nous, en présence d'un de ces retentissements à distance du traumatisme dont parle Charcot, retentissements se manifestant par des troubles de nutrition portant sur les différents tissus et qui ici se serait passé dans le tissu cellulaire. C'est la façon la plus rationnelle, à notre avis, d'expliquer l'apparition subite de cet abcès. Quant aux douleurs articulaires, sans les confondre avec ce qu'on a désigné sous le nom d'arthropathies réflexes, et en leur reconnaissant bien le caractère rhumatismal, elles n'auraient été que la seconde manifestation épitraumatique. Ce n'est pas tout et il est probable que le rhumatisme une fois apparu n'a pas été étranger à la gravité et à la durée qu'a présentées l'évolution de cet abcès.

OBSERVATION XVI

(Due à M. le professeur VERGELY.)

Contusion du genou. — Rhumatisme articulaire chronique d'emblée.

Mme X..., âgée de quarante-huit ans, d'une santé délicate, n'a jamais été malade. Elle n'a eu dans sa vie que de grands chagrins causés par la perte prématurée de proches parents. Elle appartient à une famille où le rhumatisme, les névralgies sont inconnus. Son père et sa mère sont morts âgés ; la sœur, le frère qu'elle a perdus sont morts d'accident.

En 1884, en descendant un escalier, Mme X... fait un faux pas ; elle sent un craquement dans le genou gauche et éprouve pendant deux à trois heures de la difficulté à se servir de ce membre. Le lendemain elle n'y ressentait plus que de la gêne et continuait à vaquer à ses affaires.

Mais deux mois après l'accident, le genou s'étant tuméfié, la gêne ayant réapparu, la malade me fit appeler. Je trouvai le genou gauche plus volumineux que le droit, d'un centimètre et demi environ ; les saillies, les plis en sont effacés ; les culs-de-sac latéraux de la synoviale sont empâtés, distendus. Pas de rougeur, pas de crépitations dans les mouvements qui sont sensibles quand on les fait exécuter un peu rapidement et complètement ; pas de signe d'épanchement. Un vésicatoire est appliqué, puis légère compression ouatée.

L'état s'amende, Mme X... peut marcher. Puis la douleur, le gonflement reviennent. Elle quitte Bordeaux pour la campagne, avec un appareil ouaté inamovible. Mais elle n'a pas la patience de le garder, l'enlève, va bien pendant quelques jours ; puis, de nouveau, empâtement et douleur. La situation s'améliore un peu.

En 1886, séjour à Luchon ; le massage, les eaux ont notablement amélioré la malade qui marche sans difficulté, n'ayant dans le genou qu'une gêne insignifiante. Cependant, à la moindre fatigue, la douleur réapparait tant soit peu.

En mars 1887, à la suite d'un peu de fatigue, elle souffrit davantage du genou, puis elle éprouva une douleur dans l'épaule du même côté, dans celle du côté opposé, dans les deux coudes ; enfin les poignets se prennent, ils sont rouges, tuméfiés, très douloureux ; puis c'est le tour des articulations métacarpophalangiennes. (Salicylate de soude à la dose de 3 grammes par jour.)

Le deuxième jour, la douleur est déjà amendée ; le mieux continue. Le quatrième jour, la malade a une syncope ; suspension du salicylate de soude le cinquième jour. La douleur revient. Nouvelle prescription de salicylate de soude. Nouvelle syncope.

Je suis obligé de suspendre le salicylate de soude et de donner à la malade, qui est très faible et très anémiée, du fer et du quinquina, et de me contenter de traiter les articulations douloureuses par des embrocations calmantes. Rien au cœur. Amendement de la douleur et du gonflement. La malade quitte Bordeaux.

OBSERVATION XVII.

(Dans le service de M. le prof. VERGELY, par M. ESTRADÈRE.)

Contusion du bras. — Rhumatisme chronique d'emblée. — Arthrites déformantes.

L... (Jean), cocher, trente-trois ans, est entré à l'hôpital Saint-André pour une affection rhumatismale de date ancienne.

Entré le 4 septembre 1886 dans le service de M. le professeur Vergely, il est envoyé quatre jours après dans un service de chirurgie, salle 10, où M. le professeur Gervais le fait placer dans un appareil inamovible, afin de redresser ses membres inférieurs déformés.

Les secours de la chirurgie ayant été infructueux, L... revient le 10 novembre 1886 dans le service de M. le professeur Vergely, et c'est à ce moment qu'il est examiné.

Interrogé au point de vue de ses antécédents héréditaires, le malade fournit les renseignements suivants : père mort à cinquante-huit ans, n'a eu aucun symptôme de rhumatisme; mère âgée de soixante-neuf ans, très bien portante; deux frères, l'un âgé de quarante-trois ans, jouit d'une santé parfaite, l'autre âgé de trente ans est très nerveux. Aucun membre de sa famille n'est rhumatisant.

Quant à L..., il a vécu à la campagne jusqu'à l'âge de dix-sept ans, menant une vie laborieuse et régulière, habitant une maison très saine. Cependant habitudes de masturbation, et a passé bien des nuits à danser, exposé par conséquent à des causes multiples de chaleur et de refroidissement. A dix-neuf ans, il part pour Paris, exerce la profession de cocher.

Un jour, son bras droit est saisi au niveau du coude entre une voiture et le montant d'un portail. La douleur, vive au moment, se calme en partie, et notre malade continue ses occupations. Cependant, à partir de ce moment, il a toujours senti de la gêne dans ce membre. Puis, depuis sept ou huit ans, cette douleur a été en augmentant, l'empêchant d'exécuter des mouvements de flexion ou d'extension. Au moindre froid et à chaque changement de température, elle augmentait d'intensité; néanmoins le malade ne suivait aucun traitement.

En 1883, il sentit que son pied gauche lui faisait mal un peu au-dessous de la malléole externe, et que cette douleur augmentait par la fatigue. A la fin de février 1884, le pied gauche est pris; gonflement de l'articulation tibio-tarsienne. (Salicylate de soude; application d'un vésicatoire volant.) Le malade est envoyé aux eaux de Bourbon-l'Archambaud. Amélioration après un mois de traitement.

Vers la fin de septembre 1884, le malade, qui n'avait pu reprendre son travail, voit son genou gauche devenir le siège d'une tuméfaction molle et donnant au toucher une sensation de fausse fluctuation. (Applications de révulsifs.) Néanmoins bientôt le genou et l'articulation tibio-tarsienne du côté droit sont également pris. Séjour en juin 1886 à Barèges. Amélioration, surtout du pied gauche.

Mais, en août 1886, le malade s'aperçoit que le mal fait des progrès, les mouvements de ses membres inférieurs sont très gênés, les articulations sont déformées, c'est à ce moment qu'il entre dans le service de M. Vergely, et le 10 novembre l'état du malade est le suivant :

Facies amaigri, légèrement coloré, yeux très cerclés, très enfoncés; tronc assez bien musclé; cuisses amaigries, atrophiées; jambes atrophiées, demi-fléchies sur les cuisses. Déformation des genoux et des pieds.

Genou gauche. — Saillie de l'extrémité inférieure du fémur pouvant faire croire à une subluxation. Pas d'augmentation des extrémités osseuses. Léger relâchement des ligaments latéraux, permettant l'introduction de la pulpe du doigt dans l'intérieur de l'articulation et quelque mouvement de latéralité.

Pas de fongosités dans l'articulation.

Rotule appliquée et absolument immobilisée sur le condyle externe et dans l'espace intercondylien, mais ne touchant pas le bord interne du condyle interne. Extension complète impossible; flexion indolente et complète. On perçoit pendant les mouvements une crépitation sèche.

Pied gauche. — L'articulation tibio-tarsienne est le siège d'un épanchement situé au-dessous de la malléole externe et ayant envahi les tendons des extenseurs. Grand axe du pied dirigé en dedans; épaississement de l'articulation métatarso-phalangienne du gros orteil qui est fortement projeté en dehors. Mouvements normaux.

Pied droit. — Grand axe dirigé en dedans; demi-flexion; immobilisation complète; gros orteil dirigé presque à angle droit contre les autres orteils; gonflement de l'articulation.

Genou droit. — Demi-flexion; saillie des condyles moins prononcée qu'à gauche; espace interarticulaire nul; quelques légers mouvements de latéralité. Les mouvements de l'articulation n'existent pas; en somme ankylose.

Rien au cœur.

Le diagnostic porté fut : Rhumatisme articulaire chronique d'emblée, causé par un traumatisme, et suivi d'arthrite déformante. (Traitement : salicylate de soude, 4 grammes. Bains sulfureux.)

Le 5 février, suppression du salicylate de soude; tisane de gentiane avec iodure de potassium 0,15. Bains sulfureux; traitement électrothérapique. Amélioration.

En mai 1887, après des alternatives de recrudescence et de sédation, l'état du malade est le suivant :

Les douleurs n'existent plus ; le membre inférieur gauche est encore très déformé, mais la rotule est plus mobile dans le sens vertical et latéralement ; les mouvements de flexion et d'extension sont à peu près complets, mais les mouvements de latéralité existent encore.

Quant au membre inférieur droit, l'atrophie des muscles est à peu près la même que celle du membre correspondant, la déformation n'est pas très prononcée ; la rotule est mobile ; mais les mouvements d'ensemble de l'articulation sont à peu près abolis ; à peine le malade peut-il étendre sa jambe. La tuméfaction du pied droit a disparu, mais les mouvements sont très limités.

Pathogénie.

Quant à la pathogénie de ces manifestations rhumatismales, c'est là un point absolument obscur.

D'après Senator et Besnier, le traumatisme n'agirait que par l'émotion morale vive qu'il détermine. Pour le professeur Verneuil, une des conséquences du traumatisme serait une altération du sang consistant en une augmentation d'urates. « Le traumatisme ou l'émotion qui l'accompagne, peut-être les deux, commence par altérer le sang et accroît très notablement la quantité des urates. Dès le lendemain, l'urine atteste les faits et l'effort entrepris par le rein pour expulser le produit en excès. Sans doute, la dyscrasie uratique continue, mais la limpidité des urines montre que l'élimination n'a plus lieu par là et tout porte à croire qu'il y a surcharge du sang, d'où manifestations arthritiques en différents points. »

Que ce soit le système nerveux, que ce soit l'appareil circulatoire qui serve d'intermédiaire entre la cause et l'effet, nous croyons qu'il est nécessaire qu'il existe auparavant chez le sujet un état de prédisposition spéciale dont la nature nous échappe.

Dans les cas où l'on se trouve en présence d'un individu déjà rhumatisant, s'il n'en reste pas moins difficile de dire pourquoi la diathèse une fois réveillée va choisir tel ou tel organe pour siège de ses manifestations et pourquoi elles revêtent des formes différentes, le réveil de la diathèse peut cependant s'expliquer. « La fièvre traumatique, dit Dupuytren, a pour effet d'accroître les dispositions maladives que l'organisme peut recéler, et de faire éclater des maladies qui sans elle ne se seraient pas montrées. » Toute cause pathogénique en effet provoque un désordre local, des troubles sur des organes plus ou moins éloignés de celui qui est directement intéressé, et le plus souvent une perturbation générale de toute l'économie. Quand alors il s'agit d'un individu entaché d'une diathèse, l'effet local se limite moins tandis que l'ébranlement général s'accentue davantage. Un traumatisme se produit-il? les points les moins résistants de l'organisme, qui sont alors ceux envahis de préférence par la diathèse, sont bientôt le siège de ces manifestations. Il se passe ici la même chose que dans l'expérience suivante de Cl. Bernard. On prend un animal et on sectionne le grand sympathique au cou; il se produit simplement des phénomènes de congestion locale mais sans inflammation; mais qu'on soumette l'animal à l'inanition, alors on voit survenir des phénomènes d'inflammation dans les parties correspondantes au nerf sectionné. L'effet du trauma était limité dans le premier cas parce que l'animal était sain; en second lieu, au contraire, l'inanition a joué chez lui le rôle de diathèse.

Pronostic et Traitement.

Reste à savoir si ces accès provoqués comportent un pronostic plus grave que ceux survenus spontanément, et un traitement particulier. Nous avons déjà montré, dans le courant de ce travail, que le rhumatisme pouvait apparaître sous toutes ses formes et qu'il n'y avait rien de fixe non plus dans la violence de l'attaque par rapport à celle du traumatisme. Par conséquent, le pronostic reste le même que pour les manifestations spontanées de cette diathèse. Ce qu'il y a à craindre ici, quand le traumatisme a été d'une certaine gravité, c'est de voir le malade arriver rapidement à la période cachectique, débilité qu'il est par la lésion traumatique et le rhumatisme. Enfin, quand une grande articulation a été atteinte par le trauma, le rhumatisme a peut-être plus de tendance à revêtir le caractère chronique.

Quant au traitement, nous n'en dirons rien; il est absolument le même que pour le rhumatisme survenu spontanément, et le salicylate de soude y jouera le principal rôle; et il est un fait à noter, c'est que souvent, dans un cas douteux, il pourra servir de pierre de touche.

CONCLUSIONS

En résumé de ce qui précède, on peut tirer les conclusions suivantes :

Toute lésion traumatique, si minime soit-elle, peut être suivie d'une attaque de rhumatisme pouvant revêtir l'une quelconque des formes de cette diathèse ou plusieurs à la fois, et il n'y a aucun rapport entre l'intensité de la lésion et celle de l'attaque rhumatismale. Le système nerveux semble servir d'intermédiaire pour ces manifestations, mais le rapport de cause à effet ne saurait être cependant nettement établi. Dans la plupart des cas, on aura affaire à des sujets prédisposés. Enfin le rhumatisme suivra absolument la même marche que quand il apparaît spontanément, et comportera le même pronostic et le même traitement.

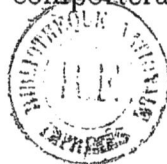

64

www.ingramcontent.com/pod-product-compliance
Lightning Source LLC
Chambersburg PA
CBHW070749220326
41520CB00053B/3431